トラウマからの解放

フォルメン線描とイメージ呼吸

田上洋子
Tanoue Yoko M.D.Ph.D

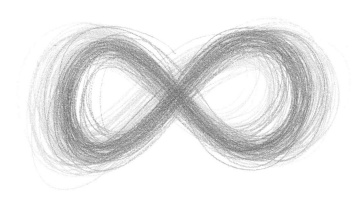

現代書館

はじめに

　2020年1月、中国の都市武漢が新型コロナ感染症の蔓延のために町を閉鎖する、と突然のニュースが流れました。

　その後あっという間にウイルスは広がり、毎日のニュースで発病者と死者の数が世界各国で報告されました。ウイルスは人々の健康ばかりでなく、社会生活、経済、あらゆる分野で世界中の人々を不安にさせ、困窮させました。

　人々を脅かすものは、疫病ばかりではありません。地球温暖化によって年々被害が大きくなっている水害や干ばつ、いつでも起こり得る地震などの自然災害。そして戦争、突然の事故による衝撃や暴力、身近な人からの偏見やいじめによって負う心の傷（トラウマ）。

　様々な脅威によって眠れなくなったり、自信を喪失して人に会うことがつらくなり次第にうつ状態に陥っていくことは誰にでも起こります。その中で、このような状態が長く続き、いつもしていたことや生活ができなくなっていく症状を専門用語で心的外傷後ストレス障害「PTSD*」といいます。

　その対処法として、様々な心理療法が工夫されてきましたが、近年注目を集めているのが、眼球を意識的に動かして脳の神経細胞を刺激し、心の混乱を解きほぐす方法「EMDR*」です。

　トラウマの治療法としてアメリカやヨーロッパ圏ではすでに広く行われていましたが、日本でも徐々に知られるようになりました。

　私たちの神経科クリニックでは、患者さんができるだけ薬に頼らなくて済むように、この治療法を導入しました。

ただ、従来の「EMDR」の手法である指示に従って強制的に眼を動かす方法は、目を開けることもできないでいる患者さんや幼い子にとっては苦痛でした。

　私たちは、患者さんが無理なく円滑に眼球を動かせるように工夫を重ね、試行錯誤し、10年間の実践を通してシンプルで誰でもできる方法を発見しました。それは、シュタイナー教育*でもっとも基礎的なものとされ、小学校1年生の授業で学ぶ「フォルメン線描*」の応用です。

　同時に、気持ちを安定させる深い呼吸法「イメージ呼吸*」も考案し、この2つの方法を組み合わせた治療法を「エムレム*」と名付けました。

　この「エムレム」を用いた療法によって快方に向かった方々の症例は、100例を超えます。その中から、代表的な例をこの本でご紹介します。

　トラウマから解放されていったこどもたちの線描画から、今も苦しんでいる世界中の人たちに、もっと伝えてほしいというメッセージが聞こえてきます。医療従事者の方々にも読んでいただきたいと願っています。

　「ワクワクする！」「面白い！」という患者さんの声。

　自分自身の中から湧き起こる感動によって眼がかがやき、巣食っていたトラウマから解放されていくのです。

　ぜひ、みなさんも一度、この方法を試してみてください。身体の病気と同じように、こころの病気にも早期発見、早期治療が必要です。

　自由に線描を楽しむだけでも、気持ちがほぐれてくるでしょう。

＊印の語句は、本文の中で説明しています。もくじを参照してください。

トラウマからの解放

フォルメン線描とイメージ呼吸

*

もくじ

もくじ

第1部
描いてみよう

フォルメン線描　　　線を描いて遊ぶ

用意するもの

　Ａ３判（肩幅より少し大きめ）の白紙（コピー用紙等）数枚。
　芯だけでできた色鉛筆（クーピーペンシル）12色の中から5色ほど使って描きましょう。
　クレヨンや色鉛筆でもいいのですが、クレヨンは塗り重ねるうちに手が汚れて気になることがあります。
　色鉛筆は途中で芯が折れ、描くことが中断されることがあります。
　小学校でもよく使われている芯だけでできた色鉛筆が描きやすく、適しています。
　色があまりない時は、赤・青・黄の3色だけでも、あるいは鉛筆1本でも楽しむことができます。

　治療として患者さんに描いてもらう場合は、始める前に線を描くことによって眼が無理なく動き、トラウマの固まりをほぐす助けをしてくれることを説明して理解を得た方が入りやすいでしょう。

　はじめに水平線と波線を描いてウォーミングアップです。
　机の上に置いた紙面と目の距離が離れすぎないように座って描きましょう。

フォルメン線描の手順

直線から波線へ

　机の上に横長に紙を置き、青色を手に取ってください。
　紙の左上（左ききの人は右上）から描き始めます。

**　肩の力をぬいて、体を楽にして始めましょう。**

広々とした空と海を思い浮かべながら
　　　　　右へスーッと水平線を引いてください

─────────────────────────────

遠く　空と海の境に　もう1本引いてください

─────────────────────────────

そして　もう1本

─────────────────────────────

少し風が吹いてきました
　　　　　静かに　ゆるやかに波立ちます

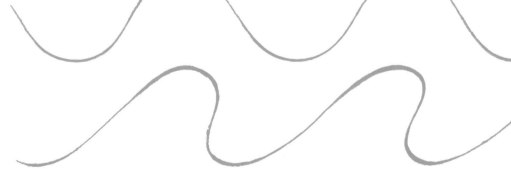

　　　　　　　　かすかに揺れる波を描いていきます

風が強くなってきました　波が大きくなります

　　　　次第に風が波をうち　うねりのある波へと変化します

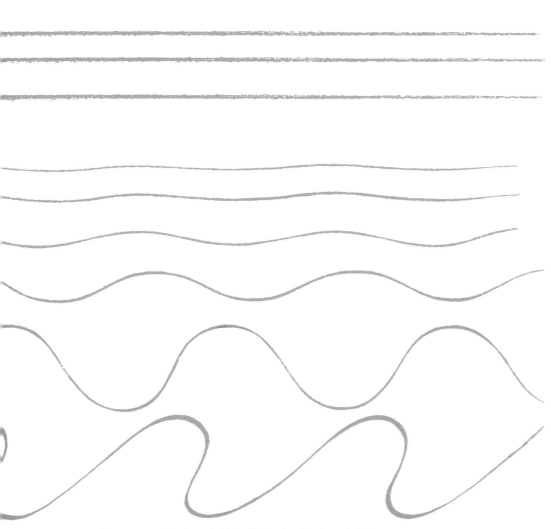

寄せて　返す波　自然な筆運びに任せてください

波の線で紙面がいっぱいになったら　新しい紙を用意します
先ほどの順序とは逆に　大波から描き始めてみましょう

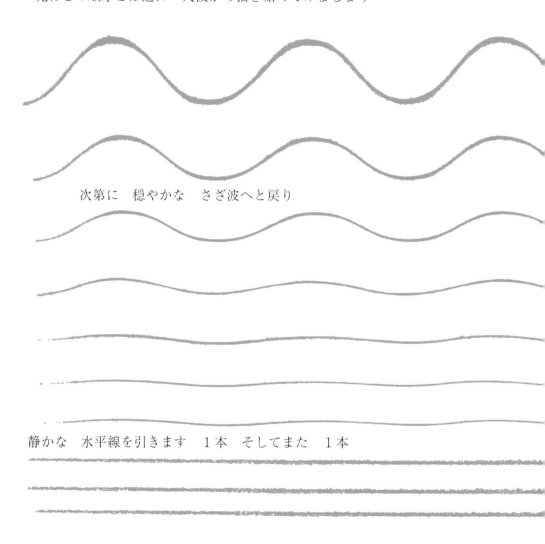

次第に　穏やかな　さざ波へと戻り

静かな　水平線を引きます　1本　そしてまた　1本

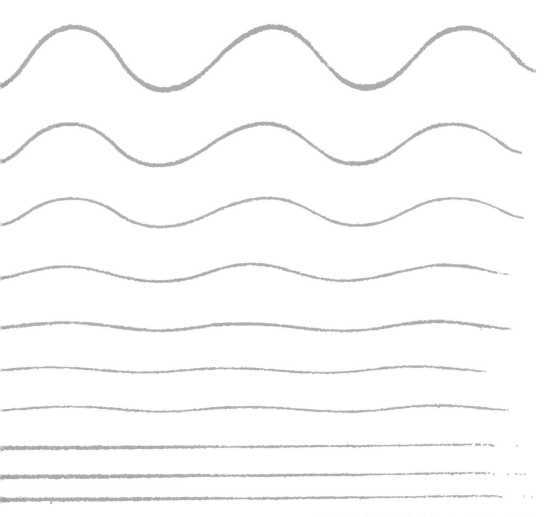

* 図版出典：『時を描く線　A Line Drawing The Time』

次は、「8」の横描きです。紙面いっぱいに横∞を描きます。

　直線と波の時と同じようにＡ３の白紙を横長に置き、好きな色５色を選び、１本を手に取ってください（ここでは、わかりやすいように鉛筆の線で説明しています）。

　中心に小さな点をつけ、そこから右回りで（左からでも）輪を描いて点に戻り、反対側に輪を描いて点まで行ったら、続けて横∞を好きなだけ重ねて描いてください。

　１回でも、100回を超えても。

　この時、できるだけ左右のバランスをとるようにして回数を数えながら描くと集中します。
　描く回数が増え、スピードが上がります。

　線の動きに慣れてきたら、次の色を選び、前に描いた横∞の上に重ねて繰り返します。

　色を替えて次々に重ねてみてください。

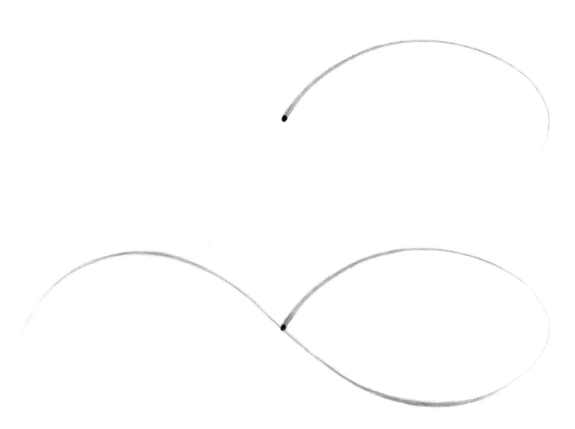

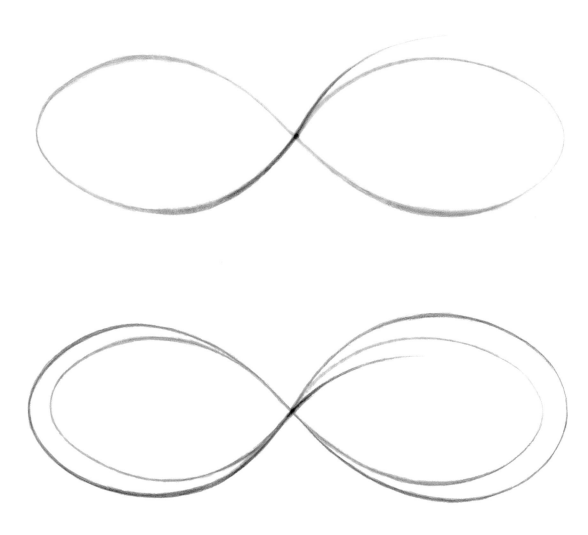

ゆがんでも　はみ出しても気にせず

サーキットのようにスピード上げて

目は　線を追い続けます

縦8を描いてみましょう。

　用紙は、縦長に置いてください。
　紙の中心あたりに種のような点を置いて始めます。

　息を吐きながら、種から根っこがのびるように線を下ろすと描きやすく感じます。
　輪を描きながら中心に戻って、次は上に向かってのばします。

　上下のバランスをとりながら、気の済むまで線を重ねます。

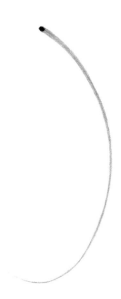

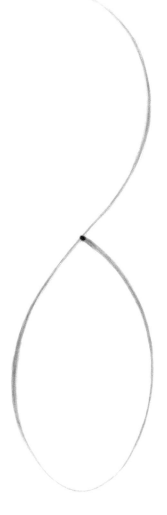

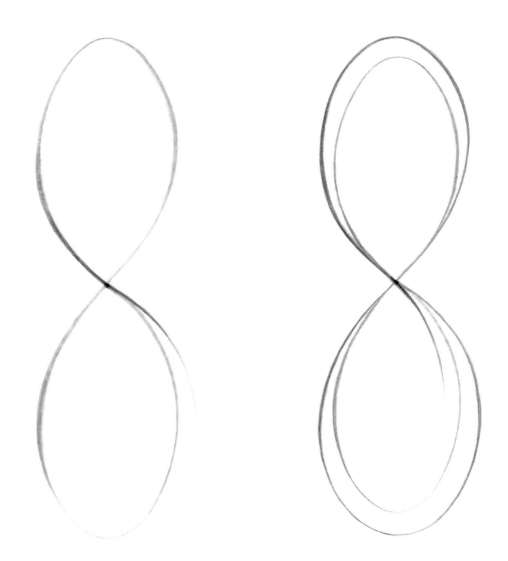

慣れてきたら色を替え、重ねて描いてみてください。
1色だけでも、5色すべて使っても面白いでしょう。
横∞と同じように線がはみ出しても気にせず、徐々にスピードを上げていきます。

横∞と縦8をつないで描くと、さらに集中できるかもしれません。

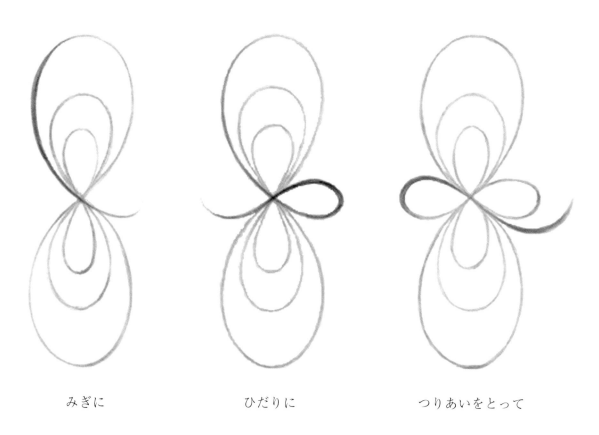

みぎに　　　　　　　ひだりに　　　　　つりあいをとって

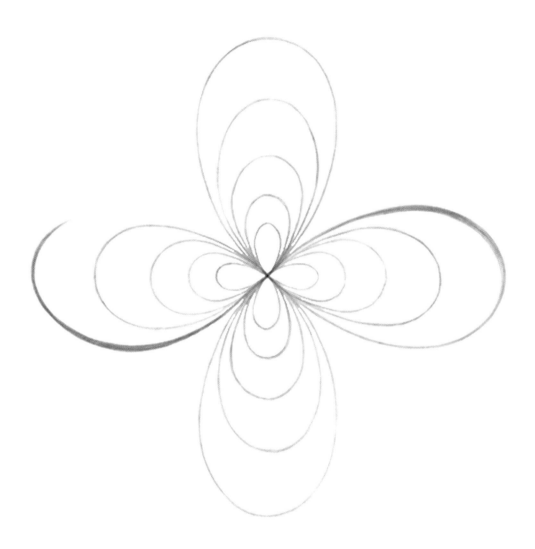

体験した人たちの線描画

これから、実際にこどもたちが描いた**波線**の描画をご紹介します。

直線から波線

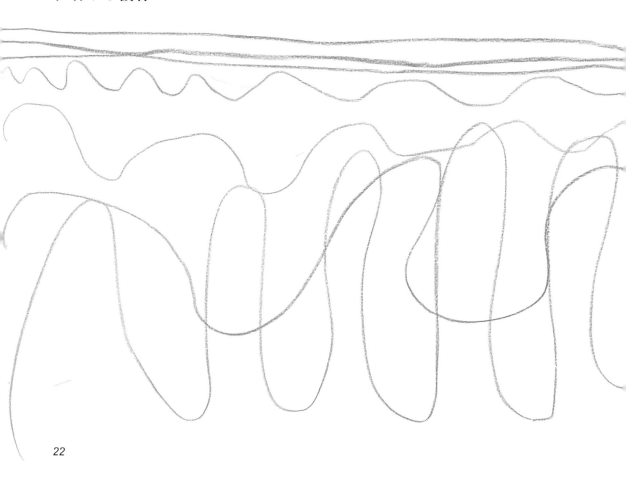

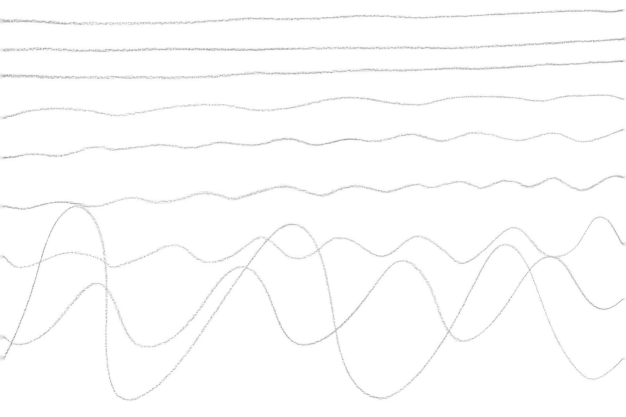

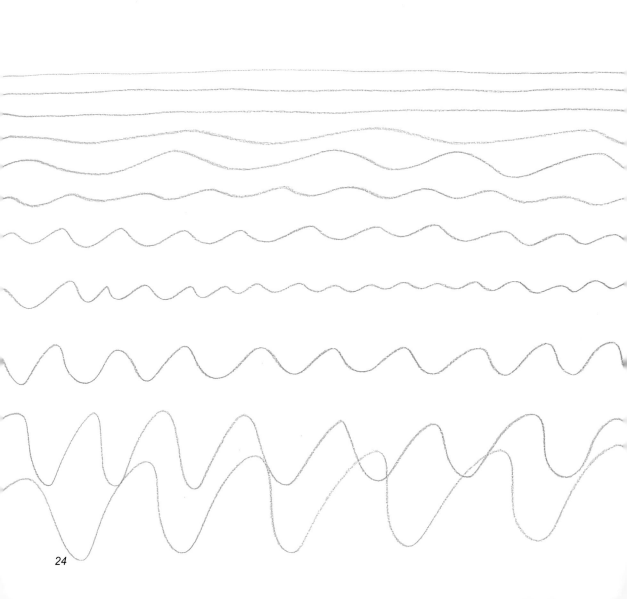

24

波線を描き始めたら

視線が手の動きにしたがって動き

知らぬ間に

波間をゆらゆら揺れ動く心地よさ

安心して我が身をゆだね

まるで母親の胎内の羊水に浮かんでいるよう

　これは、当時高校2年生だった女子生徒の感想です。

「8」の線描

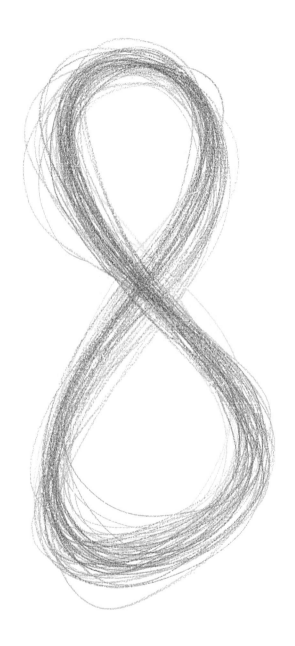

「スピードを上げて描いていたら何も考えなかった」
「楽しかった」という感想が聞かれました。
嫌な思いから解放されるようです。

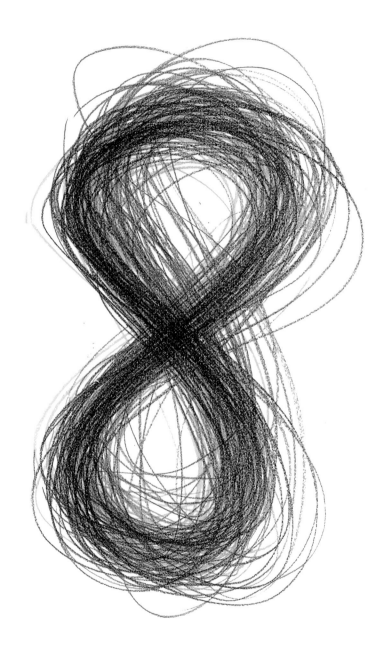

最初に線を描く時の速さは、ゆったりと描くようにします。
眼を自在に動かすためには、速く描いた方がより効果的です。
サーキットのように自由に走らせると、心地よく描けるようです。
はみ出した線を気にしないでください。

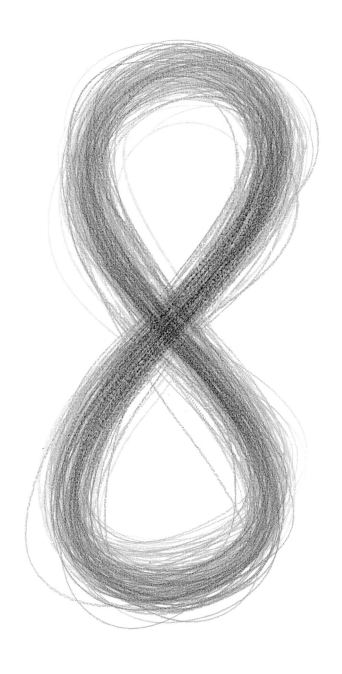

時々、途中で急に眠くなる時があります。
集中して自己催眠状態になった状態です。
その時はいったん描くことをやめて、
声を出しながら　5、4、3、2、1　と数えて、
「ハイ　起きよう」と自分に掛け声をかけます。
自己催眠状態になったということは、
充分に集中し、嫌なことから自分を解放できた証拠です。

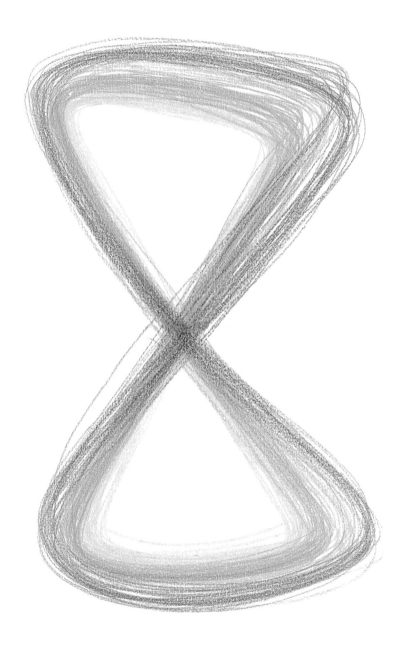

描き終えた後に、その時あなたが感じたことを
紙の隅に書き留めておくと、
その後の変化に気づくことができます。

線描画について

　「8」の形はいろいろなものがあり、色と筆圧はその時の気分が表されています。

　一般的には、初期には緊張と不慣れなこともあり、こわごわと筆圧弱く淡い色を使い、中期に至るとフォルメンに慣れて治療する人との信頼関係が築かれたためか、形が自由に、重ねる回数は多くなり、強い色、激しい筆圧で描いていました。

　回復に向かうに従って筆圧強く明るく再び優しい色使いに変化していき、ぬり重ねる回数も減る様子が見られました。

　幼い子の中には「8」の交叉が難しい子もいます。何回か苦労して「8」にたどり着いた子もいました。

　字体にも個性があるように、1色だけ使って丁寧に描いたものもあれば、角ばったものもあります。

　「EMDR」では両眼が円滑に速く動くことが重要なので、「8」を描く時線描の上下（左右）のバランスをとるように声をかけると、目が自然に線を追い、一緒に回数を数えながらするとスピードが上がり、100回から500回、1000回を超える時もあります。そんな時は、こだわり、心配、不安や恐怖から解放されたようにこどもたちの表情は晴れ晴れとします。

　重なっていく色合いをきれいだと感じることも心の解放につながります。
最初の小さな「8」に大きい「8」を重ね、どんどん拡大したり、ずらして並べる場合もあります。これは、「早く終わって外遊びをしたい」と言い出す時にしばしば見られます。治療の「卒業」を本人が告げているのです。

「EMDR」の導入が困難な幼い子や高齢者のために、という思いから始めたフォルメン線描でしたが、誰にでも苦痛や不快感なく始められ、眼球運動を無意識に行えることがわかりました。また従来のEMDRと併用することで、解放効果がさらに高められ、回復期間が早まることも認められました。

　年齢層や生い立ち、受けたトラウマは人それぞれですが、幼いこどもたちに関しては、いかに楽しく、関心を持ちながら線を描くか、その際に手元の注意がそれないよう声かけや配慮が必要とされました。

　思春期以降、成人に関しては、継続した関係を結んでいくために、開始前に眼を動かすことの意味や成り立ちを説明し、理解を得ることが重要だと感じられます。

　患者さんによっては、疑問を抱きながらフォルメンを描く場合もあります。それでも、線に沿って眼球を移動させる行為を継続していくうちに、無意識に眼球運動を行い、次第に効果が表れ始めて、ようやく理解されることもあります。

　線を引く時、色の選択には患者さんの個性と、その時点の抑圧された感情や想いが表出されることがありました。その人の過去や現在に至るまでの思いや体験が白いキャンバスに自らの色となって表れます。

　そこは誰に何を言われることなく、自由に自己を表現できる場であり、時には力なく細い線、時には力強く紙いっぱいの線、色鮮やかな配色やどす黒いものまで見ることができます。

　線描した紙に、その時の思いが綴られていることもあります。

患者さんがその瞬間、何を感じているか、ゆったりと見守り、自ら語り始める言葉に耳を傾けながら、心の混乱をほぐし、整理していく作業が始まっていきます。

第 2 部

イメージ呼吸

イメージ呼吸　　　深い呼吸へ

　昔から人は、深い息を繰り返すと心が鎮まるということを知っていて、座禅、ヨガ、などに体系化したのではないでしょうか。

　お釈迦様が悟りを開いた時、菩提樹の下で座禅をして、ヨガの呼吸法をしていたのではないかと想像します。

　これらは時間をかけて、世界中に広がりました。

　つらい思いに圧倒されている患者さんはフォルメンをしている最中にも、「嫌なことを思い出してしまう」と苦しみ、呼吸が浅くなっていることがあります。そんな時は、ゆっくりと「深い呼吸」をすることで気持ちを落ち着かせます。その「深い呼吸」に導入するために、幼児から成人の方々、それぞれに合わせた方法を模索しているうちに「イメージ呼吸」に至りました。

　一般的な呼吸法は「ゆっくり吐いて吸って」となりますが、無言の呼吸では混乱したトラウマを落ち着かせるには難しく、呼吸に集中できませんでした。

　そこで、気功の中の呼吸法の1つを応用したところ、効果が上がりました。

　吸う・止める・吐くの3つに分ける方法です。時間が長いと気力体力ともに耐えられなかったので、縮小してそれぞれ5秒・5秒・5秒を3回以上としました。

　その呼吸法に、イメージを入れて集中させることを加えました。

年齢や生活してきた環境によって、人それぞれ抱くイメージは異なります。

　はじめに、おへその下（東洋医学では丹田といわれる気力の集まる部分）に両手を当てて、ひんやりとした澄んだ空気を感じる場面を思い浮かべてもらいます。

　例えば、「滝が流れています。冷たいしぶきを浴び、マイナスイオンの中で森の空気を吸っています」。

　幼い子には、「冷たい、おいしいジュースを飲んでいます」など。

　自分の一番気持ちのよいシーンをイメージしてもらいながら、ゆっくりと鼻から息を吸います。

　吸う5秒間は、「体を洗い流すようなきれいな空気を吸ってください」。

　止める5秒間は、「大切なものをおへその下に置いてください」。

　吐く5秒間は、「怖いもの、嫌なもの、どろどろとした汚いものを口から吐き出してください」と語りかけます。

　この語りかけによって、無意識に深く長い呼吸をすることができます。

　イメージ呼吸は立っていても、座っていても、寝ていてもできます。

　少し寝かせた方がいいと思ったら、横になってもらうこともあります。

　自己催眠の一歩手前で、ふわっと心地よくなる体験をすることも大切です。

　「8」のフォルメンを描いた後にイメージ呼吸に移る時、「ベッドに横になってやってみましょう」と、勧めることもあります。「そのまま、ねむっちゃった」と言ってもらうと無上の喜びを感じます。

　では、イメージ呼吸の手順を詳しく説明します。

イメージ呼吸の手順

①一番楽な姿勢をとって始めます。
　　両手をおへその下にあて、
　　しっかり**息を吐いて**お腹をへこませてください。
　　息を吐き切ったら、フッと**胸をゆるめ**ます。

②**スーッと鼻から空気が自然に**入ってきます。
　　この時意識して、頭で「1、2、3」と数えながら**5秒**くらい**息を吸い**ます。
　　同時に自分の一番好きなイメージ、
　　例えば、滝から流れる冷たいしぶき、または林の中のひんやりした空気、
　　宇宙からのエネルギーを浴びるイメージを抱きながら吸っていきます。

③**息を止めて5秒間**、両手を当てた**おへその下**に、
　　自分を守ってくれる一番**大切なものを置く**イメージをします。

　　「おへその下に両手を当てて大切なものを置いてください。
　　その大切なものはあなたを怖いものから助けてくれます」と声かけします。
　　「大切なもの」を思い出すことは、本人を支えるものとして必要です。
　　両手からの温もりも、**安心感**を与えます。

④吐く５秒間は

「怖いもの、嫌なもの、どろどろとした汚いものを
澄んだ空気で洗って口から吐き出してください」と声かけして、
口を少しすぼめて息を吐いていきます。
ゆっくり吐き出すと、心が静まります。
自然に深い呼吸となり、気持ちが楽になります。

⑤この呼吸を３回以上繰り返してください。

上手にできないと思う人は、最初は単純な「吸って、吐いて」の呼吸をゆっ
くり深く繰り返します。

⑥少し慣れてきたら、「**吸う・止める・吐く**」の一連の過程を丁寧に行ってく
ださい。

いかがですか？　大きな不安や恐怖を吐き出せましたか？

　重い心が少し解放されたように感じたのではないでしょうか。

　「8」のフォルメン線描の後にイメージ呼吸を続けてすると、　だいぶ気持ちが軽くなります。

　このイメージ呼吸とフォルメン線描を組み合わせた独自の治療法が「**エムレム**」です。

　次頁から、この「エムレム」を用いた療法で快方に向かった症例をご紹介します。

　症例は、PTSD50例、強迫神経症52例、その他20例。年齢構成は、10歳未満11例、10歳代52例、20歳以上32例。

　その中から代表的な例をご紹介します。

第 3 部

トラウマ (PTSD) から
解放されたこどもたち

家庭内の暴力がトラウマになったケース

Aちゃんの場合

　Aちゃんは、4歳の女の子。空咳が止まらないと来院しました。

　若い未婚の母親は度々家出を繰り返し、その間祖父母が養育していたのですが、結婚によりAちゃんは母親のもとへ戻りました。祖母が安心するまもなくAちゃんには大けがが多くなり、青あざが目立つことに保育士さんが気づきました。

　本人もお父さんが怖い、咬まれた、蹴られたと訴えますので、再び祖父母の所へ引き取られました。空咳が続き、小児科医から「精神的なものでしょう」と言われて、私たちのクリニックに祖母と来院されました。

　典型的な虐待によるPTSDと思われました。義父からの暴力を受けたのが直接の原因です。

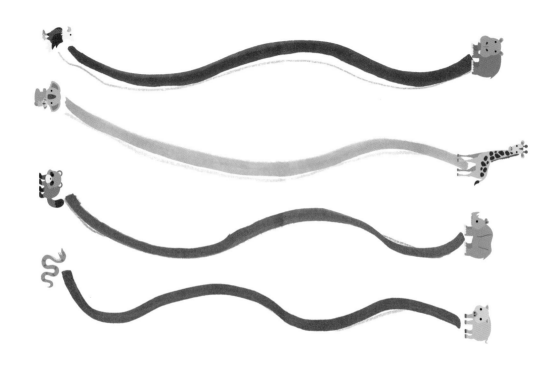

幼いので、フォルメン線描に導入するためにシールを両端に貼って
マーカーでつなぎ、クーピーペンシルでなぞってもらいました。

次にパンダからパンダへ
まっすぐな線をクーピーペンシルでなぞりました。

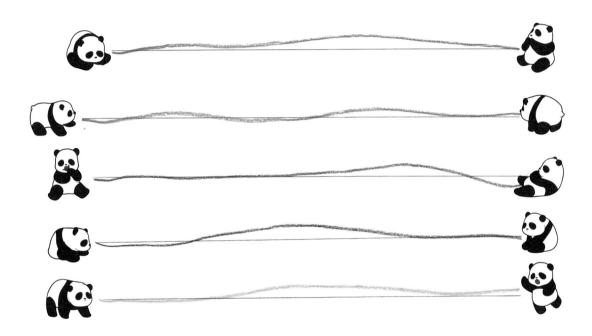

自信をつけて、波線に進みました。

次は、横∞の線描です。

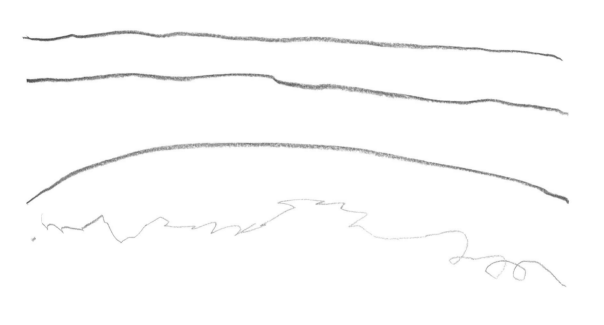

幼いお子さんはクロスして描くことが苦手なのですが、
やはり、横∞がうまくクロスできずに苦労した跡があります。

○を2つ描いたり、ひょうたんを描いたりしているうちに
思い切ってクロスできた時は、
小川を飛び越えたようにほっとしていたようです。

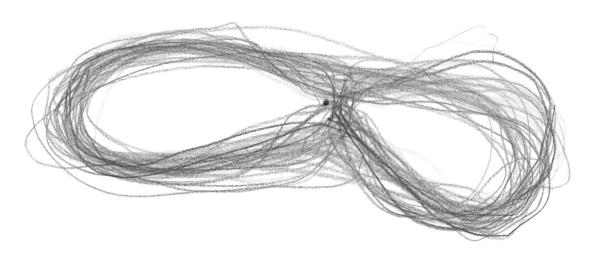

次に、縦 8では時々迷いましたが
上手にクロスできました。

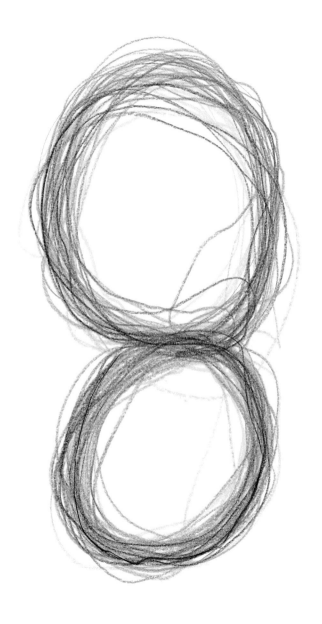

フォルメン線描を始めたら、空咳が止まっていました。
祖父母にはＡちゃんを母親から離し、安心できるよう
可愛がってほしいと伝えました。
通っている保育園にも支援をお願いしました。

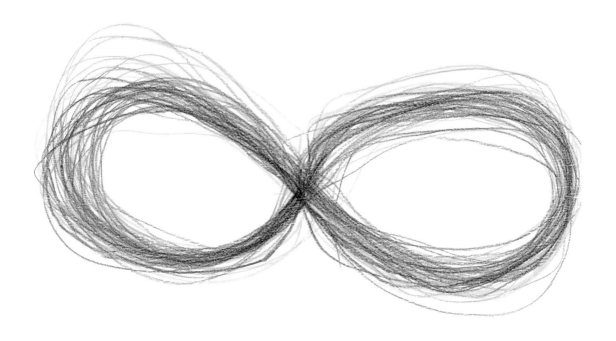

最後の来院では、立派な横と縦の 8 をゆったりと楽しそうに描き、
満足した様子でした。
空咳は完全に止まっていました。
初診時に見られた、精神的に退行して赤ちゃんごっこをやりたがり、
お母さんのおっぱいを飲むしぐさを繰り返した様子も
すっかり消えていました。

ここでクリニックから「卒業」です。

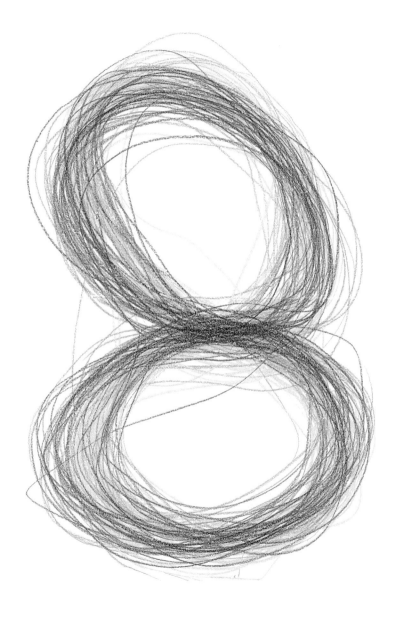

Bちゃんの場合

　初回から「8」を1000回以上重ねて描いた子がいました。Bちゃんです。

　小学1年生の女の子。父が威圧的に母を怒鳴るので、母は怖くてこどもを盾にして逃げまわっていました。1ヶ月前に母子で父のもとを逃げ出し、離婚調停中とのことです。

　小学校に入学したところ担任の先生が怖くて、不登校になってしまいました。本人は1人でトイレに行けないので先生についてきてもらうようにお願いしたそうです。その時の先生の反応が恐ろしかったので怖くて学校に行けなくなりました。

　来院した時も他人を避け、治療室に入るのに他の子と顔を合わせないように、祖父母、治療者が盾となって本人を安全な治療室に案内したものでした。

　Bちゃんは「父親怖い」から「人が怖い」に発展し、さらには「学校怖い」へと、恐怖の対象が広がっていったのです。父親の威圧的な態度に繰り返しさらされたPTSDです。

フォルメン線描を最初はこわごわ描きましたが、横∞になると301回も色を重ねて塗り、縦8は、なんと1085回描き重ねました。

　「面白い！」「楽しい！」と感想を言いました。

　この時きっとＢちゃんはひとときでも、恐怖から解放されたのでしょう。

　帰りには他人を怖がらず、みんなの前を通って普通に楽しそうに帰っていきました。

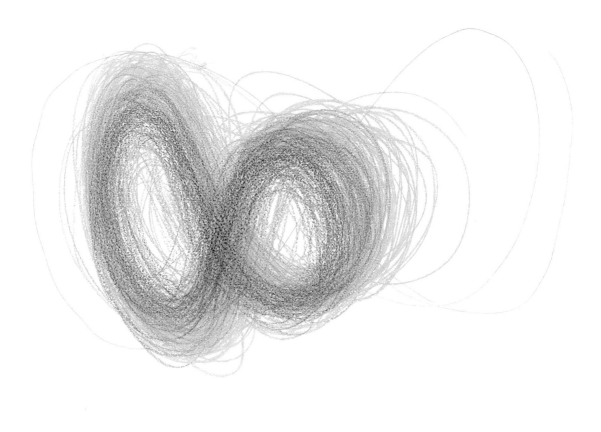

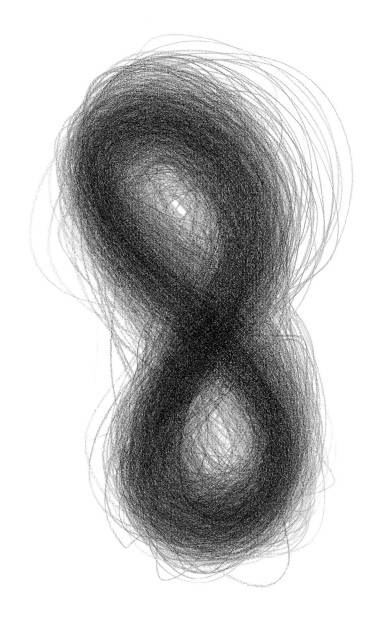

4回目のセッションでは「何も考えなかった」と
ひたすら色を塗り重ねることに集中し、
横∞、縦8は400回塗り重ね、実に穏やかな線描を示しました。
この日はセッションの後に野外活動に参加し、
とても満足した笑顔で帰りました。

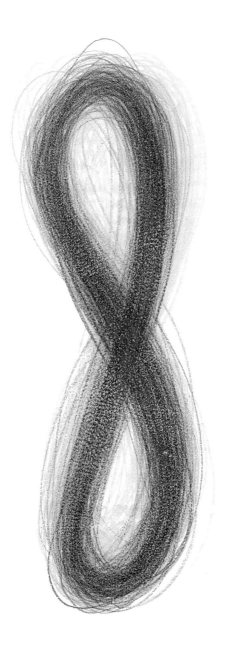

5回のセッションで「卒業」になりましたが、
最後は、横∞縦8ともに約400回塗り重ねて満足し、
用紙の隅に楽しそうなセッションの絵を描いて、
場面の説明をしました。

300回、400回以上塗り重ねているうちに
心が不安と恐怖から解放されたようです。

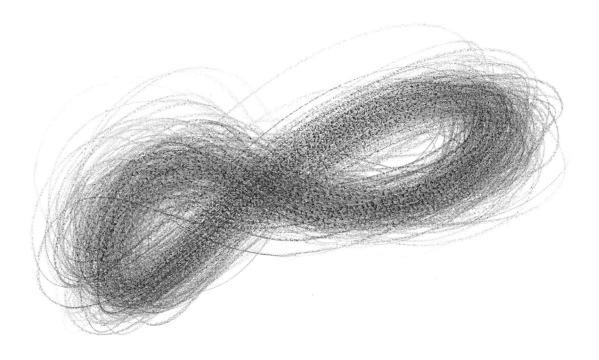

Ｂちゃんは最初から300回と1000回の「8」の塗り重ねができました。

その後、父親と関係を断った母親は自信を持って生活し、
友達ができたＢちゃんは、怖い先生にも「我慢できる」と言いました。
３ヶ月目に「卒業」となりました。

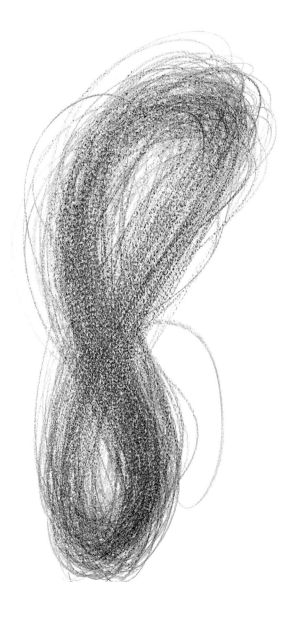

自然災害がトラウマになったケース

C君の場合

　2015年9月に大雨で鬼怒川と小貝川が氾濫し、茨城県に大水害をもたらしたことがありました。C君はその時6歳。お母さんと駐車場から家に入ろうとしたところ、水がおへそまで上がってきて、動けませんでした。助けに来た父親も一緒に動けなくなり、救助がくるのを6時間も待っていました。ボートで助けられて2日間避難所にいたそうです。

　その後1年経ちましたが、夜になると怖い夢を見て泣き、雨が降ると怖がって家の中でも椅子の上に立ち上がり、床を歩けません。

　雨、曇り、雷も怖くて外へ出られない。恐怖が1年も続いてやっと医療機関にたどり着きました。

　支援にきた祖母が泊まってC君と母親（一緒に被害を受け水への恐怖を見せました）を保護し続けましたが、恐怖が消えなかったのです。

　初回から「エムレム」を始めることにしました。

　初診時は硬い表情でスタッフと目を合わせず、質問や指示に対しては「うん」と小声で返事をし、机上に置かれた白紙を見つめていました。

　色は一番好きな水色を選びました。

　水平線から入り、次第に波打つ線を指示されると抵抗なくゆっくり描き始めましたが、大波になっても形が崩れないように描いていました。

　緊張していたのかもしれません。

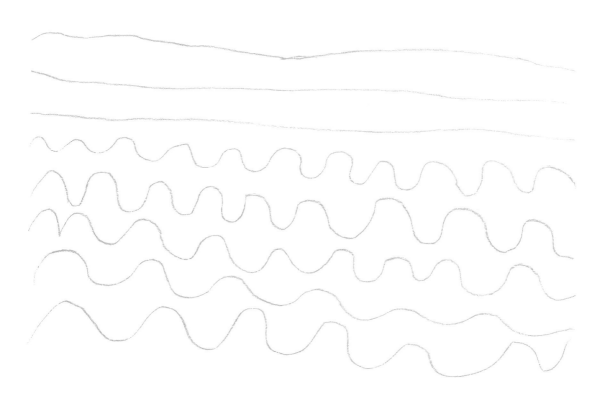

横∞になると、少しずつ表情が緩んできました。
「楽しい、うれしい気持ちになった」と笑顔を見せました。
縦8になるとスピードが増し、
塗り重ねる回数は200回を超えました。

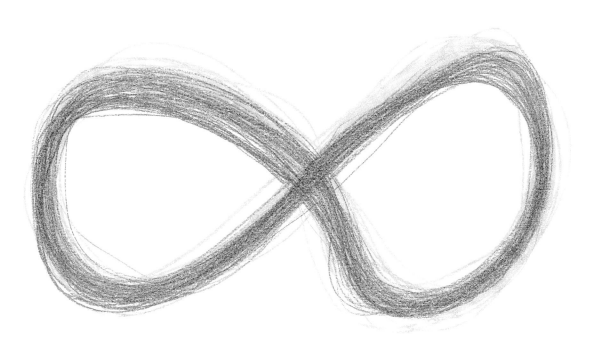

次に来院した時は、
水平線が安定し、波が勢いよく自由に描かれ、
私を驚かせました。

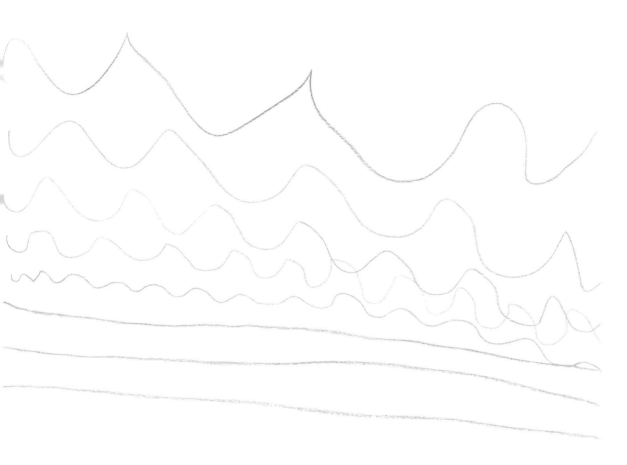

縦8も100から200回を超え、
「何も考えなかった」
「いっぱい描いた気持ち」
「使った色が好き」と、
自分の気持ちを「8」の線描に思いっきり
ぶつけている様子がうかがえました。

そして、その日の帰りには、
「雨の音と風の音があまり怖くなくなった」と、言いました。

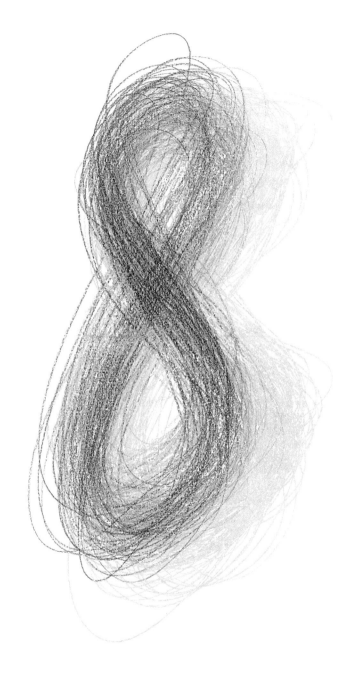

３回目の来院時は、
以前とまったく変わって、学校のこと、休み時間の遊びのこと、
得意科目のことを話し、楽しい学校生活がうかがえました。
線描の大波を自由に楽しそうに描いていました。
もう、水の恐怖は感じられない描画です。
「フォルメンを描いている時はいつもフォルメンを好き、
という気持ちときれいだな、という気持ち」と、
感想を述べてくれました。

いまだに雷と雨降りの水溜まりには恐怖心が残っているけれど、
水害に遭った時の恐怖は、
両手で「これくらい（10cm）まで少なくなった」と示してくれました。

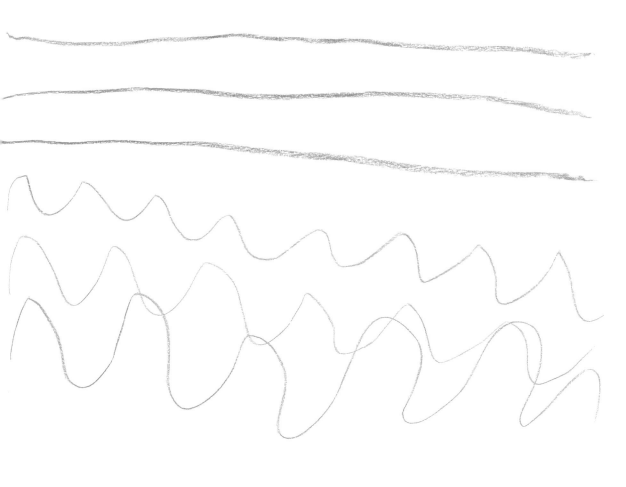

４回目の来院時は、のびのびと自由にフォルメンを描き
「気持ちよかった」
「フォルメンを描いているのが気持ちよかった」と言って、
絵本の『リトルブッダ』のことばを大きく書きこんでいました。

　そして、「夏の海には入れなかったけど、プールには入れた」
「プールの水は静かだったから」と、話してくれました。

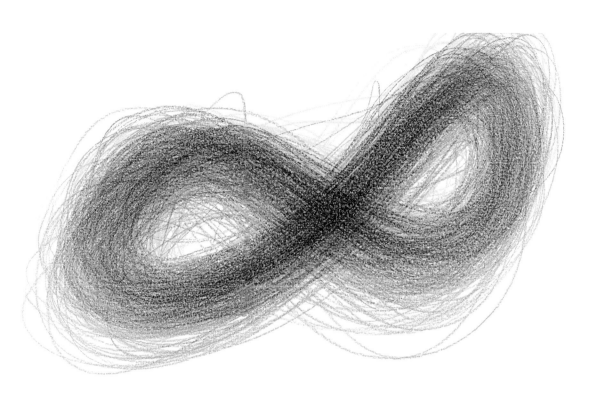

たいようもはなもかビもくももぼくの
ともだち

５回目は、これまでにない自信に満ちた明るい表情で来院しました。
１週間前の深夜豪雨の時に母親に「怖いよ」としがみついたけれど
泣かなかったとのこと。
雨のジャージャーという音がまだ少し怖いけど、今の怖さは１cmくらいと指で
示してくれました。

のびのびとした水平線と大波。
元気に200回以上の塗り重ねの「8」の線描。

ここで「卒業」になりました。

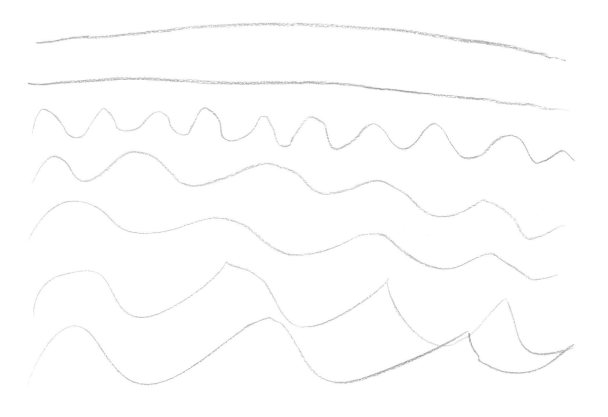

本人が初日から熱心にフォルメンを描き重ね、「面白かった」と気に入った
ことや、塗り重ね回数が初回から200回以上であったこともあり、回復が非常
に早かった例です。
　家庭生活の中で父親が熱心に支援し、毎日フォルメン線描の宿題をやらせて
くれたこと。
　母親も同じく「エムレム」を実践し、遠くから来た祖母の支援を得たことも、
C君の恐怖心からの解放を早める大きな力になりました。

　波のフォルメン線描は、「8」のフォルメン線描のウォーミングアップと位置
づけていましたが、C君の治療においては「水恐怖」のトラウマからの解放が
波の線描の変化によってはっきりと表されました。

Dさんの場合

　Dさんは小学4年生で初めて来院しました。

　「夜が怖い、狭いところが怖い、夢が怖い、だから死にたい」とパニックになるということでした。

　きっかけは3歳の時の東日本大震災。茨城県で被災。母親と一緒でしたが母子ともにパニックに陥り、怖くて大泣きし、動けなかったそうです。その後幼稚園に行かず、小学校でも登校をしぶることが多かったようです（父親が送ると登校できました）。

　来院したきっかけは、前日「死にたい」と何度も泣いたことでした。

　大震災をきっかけに7年間も続いたPTSDと診断し、「エムレム」を開始しました。

はじめは静かに描いた横∞です。

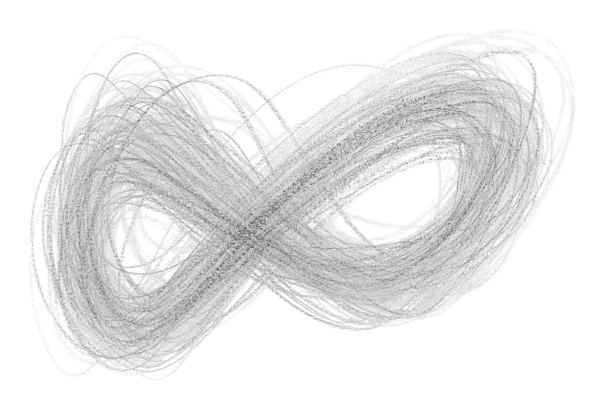

熱心に線描を続けて、徐々にスピードを上げて縦横ともに約200回の
塗り重ねが見られます。
縦8は激しく脱線しそうな勢いで描かれています。

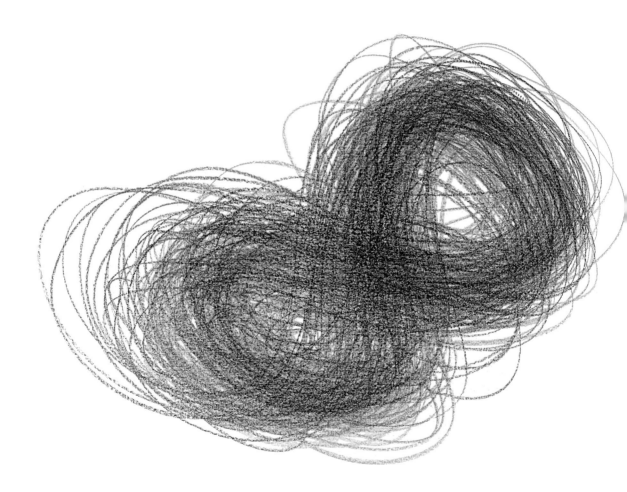

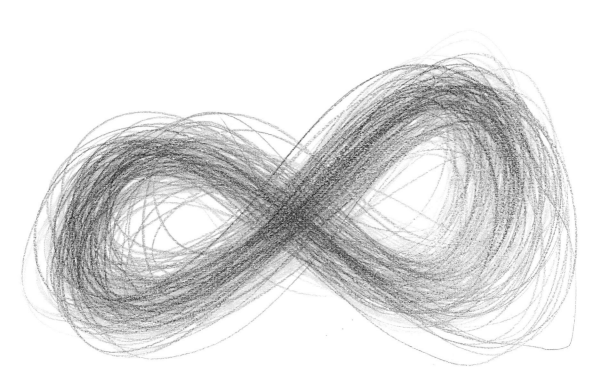

６ヶ月経過してやっと自分の口から、地震の恐怖体験を語りました。
このころから次第に色使いが明るくなってきました。
まだ、怖い夢、夜、狭いところを怖がりましたが、
その３ヶ月後には「怖い夢を見ない」と言いました。

そのころの穏やかな色の線描画です。

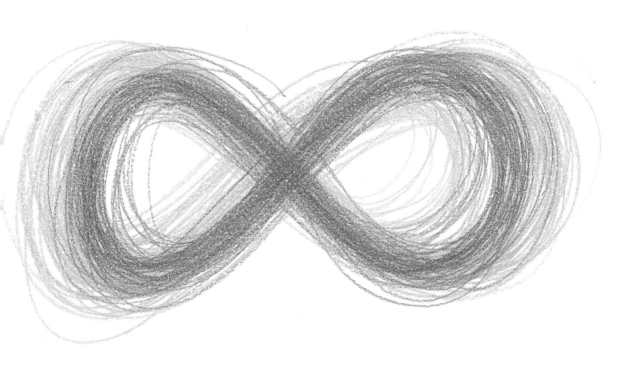

7年間もＤさんのPTSDが改善しなかった理由は、母がパニック障害で、本人と一緒に不安がっていたからかもしれません。

　家庭で安心が保障されないＤさんでしたが、週に１回たっぷりと安心できる状態で集中してフォルメン線描をし、塗り重ねた回数はおよそ14400回。

　治療を始めてから９ヶ月目に野外体験に参加し、12ヶ月ですっかり自信がつき「卒業」しました。

Eさんの場合

　同じく東日本大震災がきっかけでPTSDとなったEさんは小学5年生の女の子。5歳の時に福島市にいて被災しました。

　食べるもの、飲む水がなくなり、それを買うために行列が続きました。

　お母さんはお腹に赤ちゃんがいて、重いつわりのために水を飲むことができず、赤ちゃんが流産しそうになり、安静にしなくてはなりませんでした。殺気立った大人たちの中でEさんは、話さず、1人でトイレに行けず、母親から片時も離れられなくなりました。そして、友達との楽しい交流もできない時期が6ヶ月も続きました。

　一時祖母宅に母子で避難し、この時幼稚園を転園しました。その3ヶ月後に心臓に奇形がある妹が生まれます。妹の心臓手術と本人の斜視の手術が重なり、本人は恐怖のあまり、しばらく目を開けることができなかったそうです。

　その手術の3ヶ月後に被災者住宅に引っ越し、再度幼稚園を転園しました。度々環境が変わることは大きなストレスです。

　震災の1年後には父親の仕事の任地先九州に引っ越し、ここで小学校入学しました。言葉を発しないので支援学級に在籍しました。

　この時に精密な検査を受けたところ軽い発達障害があり、集団生活に特別な努力を要しますと診断されました。

ひたすら身を縮めて安全を確保しようとし、人から隠れ、母にしがみつき、何を聞かれても返事をしないEさんに対して医療機関は発達障害の薬を処方し、言語療法、遊戯療法を施したようです。

　引っ越しごとに病院を変わり、5年間同じような治療を受けましたが、頑として話さず、人を恐れ、母親に「くっついて」生活していました。

　11歳で私たちの目の前に現れたEさんは、母にしがみつき後ろに隠れ、返事をせず、極度に周囲を警戒し、憎悪のまなざしで「私に何をするつもり？」と大人に対する不信を体いっぱいに表していました。まるで野生動物が捕まって、初めて人前に引き出されたようでした。

　震災以後、次から次へと心に傷を受けてきた結果のPTSDであると診断し、本人の恐怖を減らし安心感を与える目的で、「エムレム」へ導入しました。

　本人が怖がるので、母親も一緒に治療室に入ってもらいました。

　椅子に座らず、床に座り込んで、母親の足にしがみつき、机の上のクーピーペンシルを払いのけて、激しくこちらを睨み付けました。

　母親になだめられてようやく着席しましたが、手をだらりとして鉛筆を握ることを拒否しました。母親が後ろからEさんの手に鉛筆を握らせて、一緒に動かしました。しばらくは母親に任せていましたが、数を数えながら描き続けるうちに自ら鉛筆を握り、描き始めました。

　途中で母が手を離しても、自力で力強く横8を描き続け、その回数は400回に達しました。

　この時、Eさんを苦しめていた「何か」が解き放たれたのでしょうか。

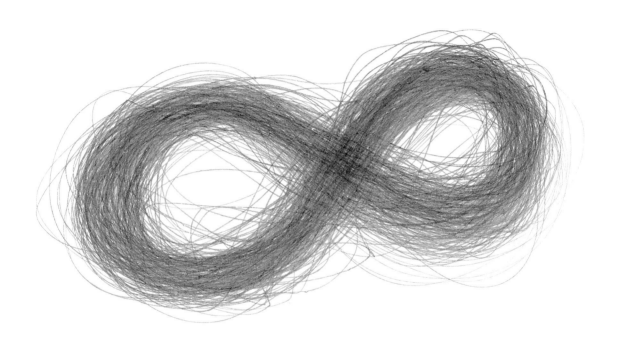

一連のセッションが終わって笑顔を見せ、1人で部屋を出て、
見つけたブランコに1人で乗りました。
母親はびっくりして、思わず私と顔を見合わせたことでした。

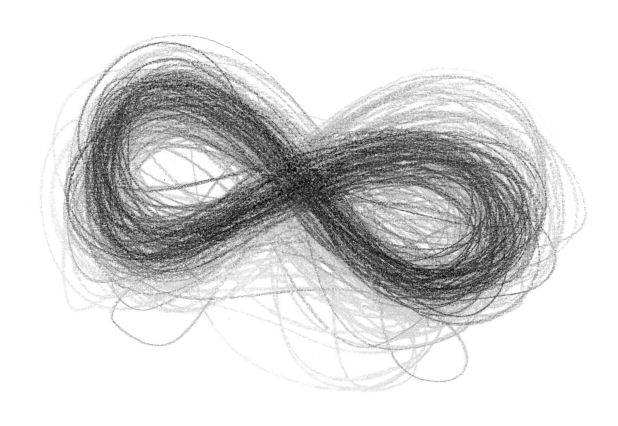

セッションを重ねるうちにクーピーペンシルを使い、色彩が出てきました。

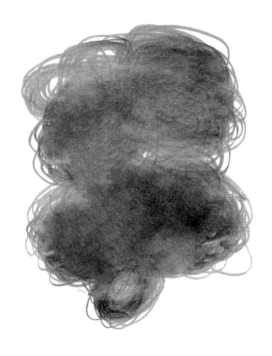

宿題として家でも「8」の線描を描くように伝えていたのですが、
家で描いた「8」は、鉛筆だけで縦横重ねて描いていて、
２つを合わせれば2000回以上描き重ねたとみられます。
家庭で何かがあって、心の内を伝えたかったのかもしれません。

５回目のセッションの時、横∞と縦8を同じ紙面に描き、
合計で800回も塗り重ねました。
この後、周囲を見るゆとりが出たようです。
この日はセッションの後、一人庭に出て、
隣のフリースクールのターザンロープで遊び、木登りを始めました。
母親も一緒に高い木に登っていきました。
そして、そばにいたこどもと何気ない会話をし、
「もっとあそびたい」とみんなに聞こえる声でいい、
昼食にはフリースクールでホットケーキと干しイモを食べました。

「また、すぐ来たい」と１週間後の予約を取り帰りました。

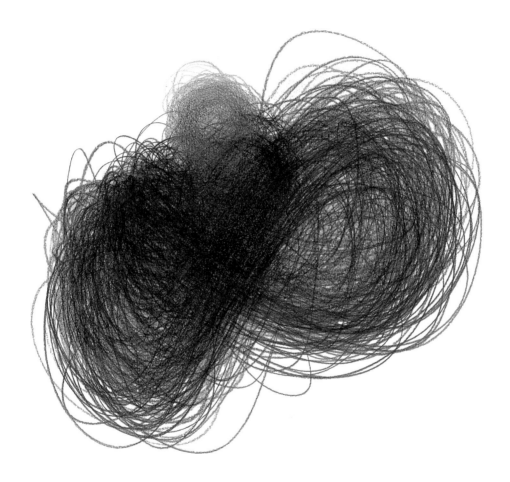

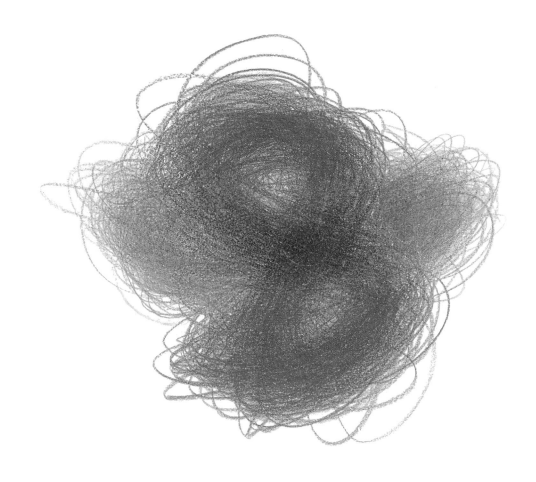

7年間、外では母としかトイレに行けなかったのですが、
6回目のセッションではスタッフと一緒にトイレに行けました。
凝り固まっていたこの子の心を、野外の体験が開いたのでしょうか？
その時に描いたのが、この明るい色の線描画です。
横∞と、縦8の線描を重ねて描いています。

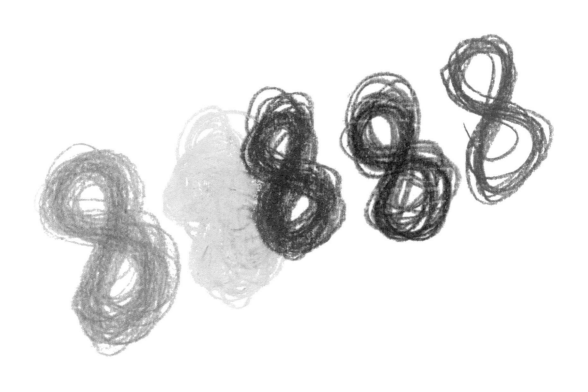

その後どんどん野外活動に参加しました。
フォルメンは次第に遊びが入るようになり、
とうとう小さな「8」を5個横並びに描き「外に行きたい」と要求しました。
これは本人が「卒業」を宣言したのでしょう。
「もっとワクワクすることをしたい」という要求は、こどもの本来の姿です。

その後、雪の積もった日はカマクラを造ったり、藪に分け入って秘密基地造りに熱中し、どんどん「ワクワク体験」を重ねました。

　学校で嫌なことがあるといつも母親に訴えていましたが、「助けてほしい時だけ助けてほしい」と母親へメッセージ。時々フリースクールで過ごし、いい表情で初めての人に対しても返事をしてくれるようになりました。

　そして３月、卒業式に出られないこどものための、私たちのクリニック「こどもの園」の催し「春を祝う会」で、町の音楽会に出席したことを報告し、そのビデオを流しながら自ら独唱して、心から楽しんでいました。他のスタッフは「エッ？　Ｅさんが人前で歌った？」と、信じられず、何度もビデオを確かめて感激していました。

　東日本大震災の前までは、幼稚園生活を普通に楽しんでいたＥさんでした。度重なる引っ越しと転校、妹の手術、自分の手術、家庭の諸事情で、二重三重にトラウマが積み重なり、重症化。５年間かかった病院通いでも苦しみは減らず、６年目にやっと、トラウマの渦巻きから解放されたのです。

　「エムレム」のすぐ後に野外体験をしたことも、トラウマに圧倒されていたＥさんの心を解放したのでしょう。

第4部
その他の症例

初めて診察に連れて来られるこどもたちは、不安をいっぱい抱えてきます。

　大人や社会に対しての恐怖、不信、怒りで体もこわばり固くなっています。薬も飲み込めません。

　不安、恐怖を取り除くために「エムレム」の即効性を期待して使っているうちに、従来の心理療法では治りにくい強迫神経症や吃音にも有効であることがわかりました。

　次のページからいくつかの症例をご紹介します。

強迫神経症

F君の場合

　強迫神経症とは、心が１つのことにとらわれて、そこから逃げ出せなくなっている状態です。強迫行為に追い詰められているこどもは、常に不安な様子です。その不安を「エムレム」で減らせないかと考えて導入してみました。

　小学３年生の男の子F君は、強迫思考に苦しんで、「思いたくないことが攻めてきて、思わされちゃう」と訴えます。

　こどもの強迫症状に「死」のテーマが度々出ます。「大好きなパパとママが死んじゃえばいいのにと思ってしまう」と訴えるのです。

　F君から急に「お母さん死んじゃえばいい」と、告げられた親は仰天して来院されました。こどもたちの間では簡単に「死ね」「消えろ」と罵倒が飛びます。「死」の重さを実感していないから簡単にこんな言葉が出るのでしょう。

　「ほっといてくれ」「構わないでくれ」というところを「消えろ」「死ね」と言ってしまうのでしょう。母への要求が通らない時に多いようですが、「また死ねばいいと考えてしまったと、暗い顔で訴えられるとどうしていいかわからなくなる。自信がなくなる」と、お母さん。

　「死」という言葉が頭の中を占領しているようです。思っちゃいけない、と思えば思うほど、考えが追いかけてきます。「考え」が強く迫ってくるので、強迫思考とも言います。これも、もつれた考えをほぐすことが大切です。

　早速フォルメン線描へ導入しました。

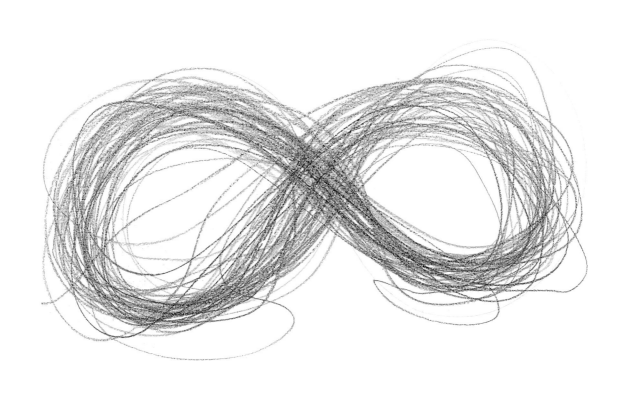

最初のセッションで横∞と縦8を描きました。

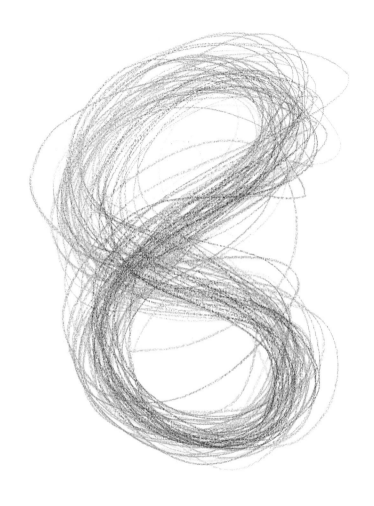

描き終えた時に、今まで母親にも告げていなかった、
1年生の時からの辛かった思いを話してくれました。

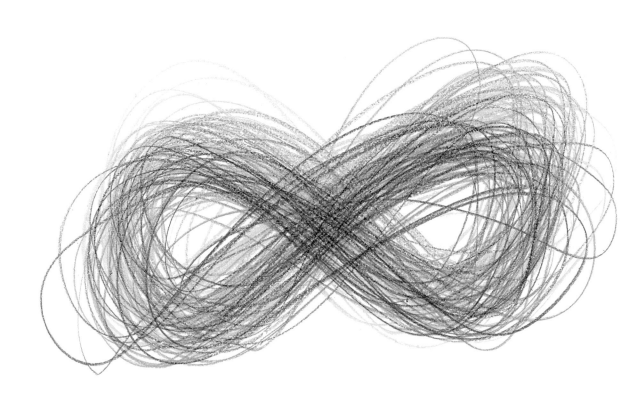

次の回では「8」に勢いが加わってきました。

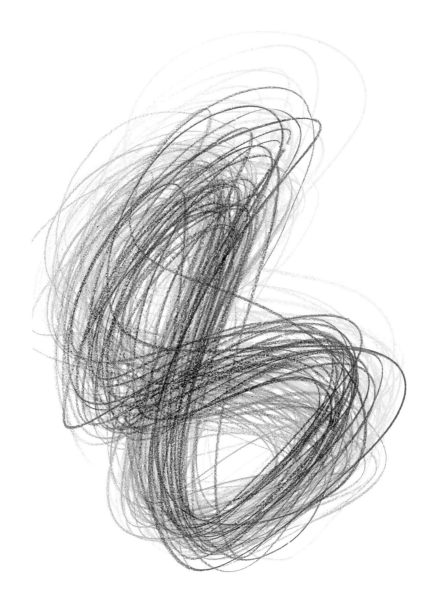

その2ヶ月後、
デイケアで体験した色遊びの後のセッションで、
今までになく明るい色を使って250回描きました。
特に縦8の時は、勢いよく脱線しそうになりながら。

ひたすらに描いているうちにF君の中で
「死」が撃退されたのでしょうか？

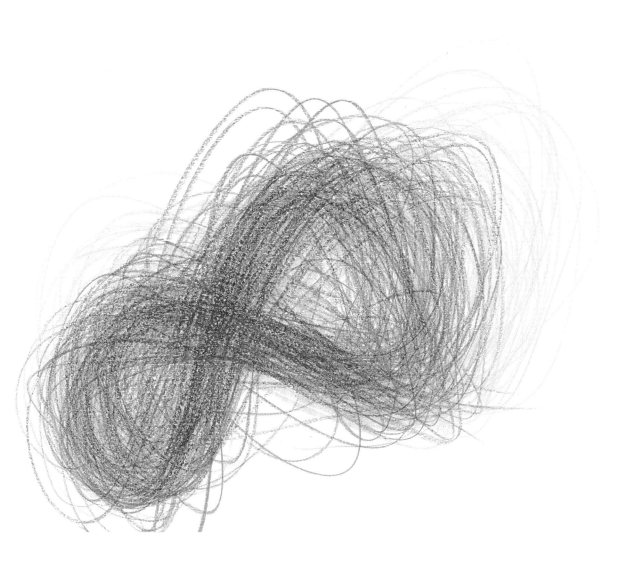

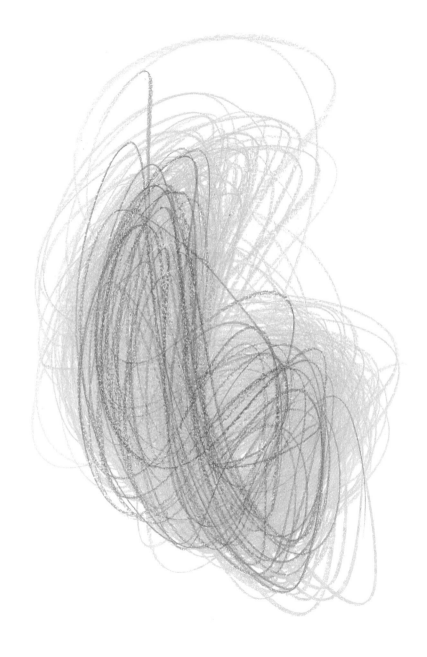

その次に来院した時は「死ね、と思わなくなった」と言いました。
もちろん環境を改善し、教師への申し入れをしたこと、
親が過剰に干渉しないように努力したことの影響もありますが、
その後2回のセッションで「卒業」となりました。

吃音

G君の場合

　吃音とは、話しことばが滑らかに出てこない会話障害のひとつです。

　吃音を苦にして、話さず、いじめの対象になって心が傷ついている子がいます。

　小学5年生のG君。吃音を訴えて父、祖母と一緒に来院しました。

　かなりひどい吃音で、文章を音読する時に、いくつかの言葉や音を飛ばして読む特徴もみられました。

　人と一緒にいることが苦痛のようです。

　「エムレム」で気持ちが軽くなるはずだと思い、開始しました。

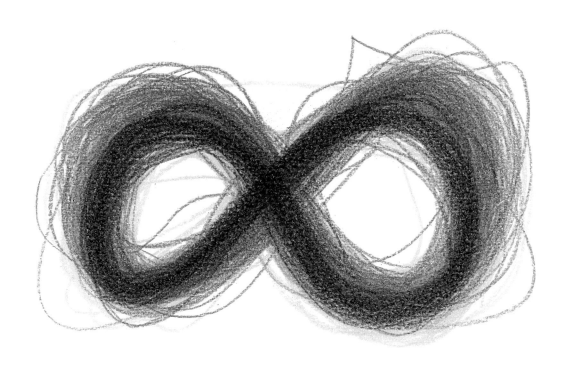

治りたい気持ちが強いのでしょうか、初日から描き重ねるフォルメンの数は
横∞が505回、縦8は415回でした。
「エムレム」の後の野外体験ではとても楽しそうに体を動かし、
ものつくりを付添いの父親と一緒にしている時には吃音はあまり出ていません。

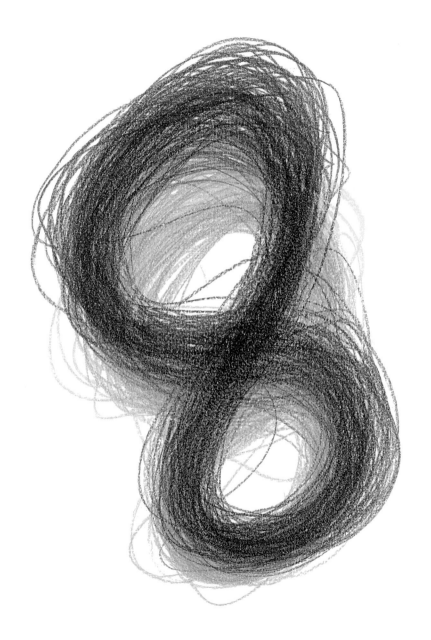

１週間後に来院した時は縦8を582回塗り重ねました。
野外活動も大好きで活発に動き、
2回目にフリースクールで裸足になり
「初めて芝生を裸足であるいた！　キモチイイー」
と感激しきりでした。
こんな時はまったく吃音がありません。

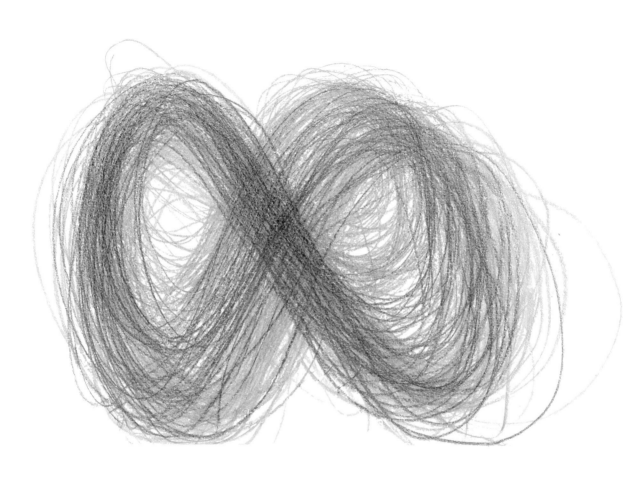

自宅で書いたものは904回の横∞がありました。
しかも、6色のクーピーペンシルを使っています。

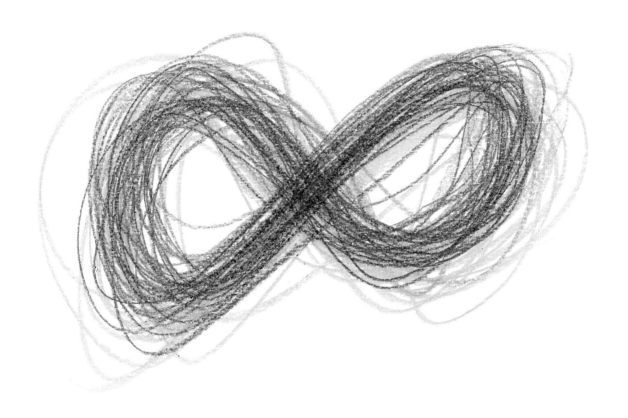

とても熱心に通って外遊びを楽しみ、次第にフォルメンの描き重ねの
回数が減って、おしゃべりをたくさんするようになりました。

友達のこと、吃音が原因で小さい時からいじめられたこと。さらに、「母親が僕のことをバカＧと呼ぶ」と、ぼそりと訴えました。

　母子関係の悪さが推察されます。

　すっかり「卒業」と思われたころ、母親と喧嘩した時に、今までおさまっていた吃音が激しい勢いで再発したといいます。

　本人の吃音は「母親との関係が影響していたのでは？」と気がついたようです。

　母親とトラブルが起こっても、吃音が出ても、またフォルメンをやれば何とかコントロールできることがわかったようです。

　「エムレム」という自前の精神安定剤を持ってクリニックを「卒業」しました。

　５回の通院で「卒業」です。

　描き重ねる回数が多ければ多いほど、早く効果が出るようです。もちろんそのためには、家庭の協力と治療環境が必要です。

　こどもの不安、恐怖に対して「エムレム」が有効です。不安恐怖を減らせば、困っていた強迫神経症も、吃音も改善することをこどもたちが示してくれました。

　次の章では、多少専門的になりますが、精神医療の中で使われている用語について簡単に説明します。

第5部

ことばの解説
「エムレム」の成り立ち

ＰＴＳＤ（心的外傷後ストレス障害）

　ここで、いままで何度も触れてきた「PTSD」について説明します。

　国連の一部門であるWHO（世界保健機関・世界の人々の疾病を予防し、治療、根絶する目的でできた部門）が1992年に国際疾病分類を発表しました。

　その中の１つとして、トラウマ、および適応障害の中で慢性的に発症するものを心的外傷後ストレス障害「PTSD」(Post Traumatic Stress Disorder)としました。

　個人差はあるものの、突然大きなトラウマに見舞われた際に、精神的な打撃に耐えられず、そのトラウマを受けた直後から意識レベルの変化を示すことがあります。

　反応がなく、ぼんやりして見える。あるいは反対に猛烈に怒ったり動き回ったりすることもあります。多くの症状は２、３日すれば治まりますが、本人はその間のことは覚えていない。これを急性ストレス反応といいます。

　事故直後は変化を見せませんが、数週間から数ヶ月経ってから表れる症状を、心的外傷後ストレス障害（PTSD）といいます。

　その症状は、いつもピリピリして、ちょっとした音に驚き、眠れない。過剰に覚醒した状態、不安とうつ。こどもが母親のスカートをつかんで離さない、親の布団でないと眠れない、何もやる気がない、興味を見せない。感情が鈍くなったように見える。笑わない、涙も出ない。

事件を思い出させる場面を避ける。例えば交通事故後、車を見ることを怖がる、車に乗りたがらない。トラウマを思い出させる場面や活動を避けていても、事故の場面が突然に思い出されるフラッシュバック。夢の中に繰り返しそのシーンが出てくる、などの様々な症状が見られます。適切に治療されないと、何十年もその症状が続きます。

　圧倒的な脅威で人を襲うトラウマには、疫病、自然災害、事故、戦闘、暴行、犯罪の被害者になる等、またそれを目撃すること等が挙げられます。これらは一撃の精神的な打撃で、PTSDとなったものです。

　こうした明確な原因があってPTSDになるケースがある一方で、知らず知らずのうちにPTSDに陥っているケースもあります。

　身近な人間関係（夫婦、親子、友人、恋人）の間で、攻撃する側もされる側も、お互いが自覚のないまま攻撃を受けている側がPTSDになることがあります。身近な人から受ける攻撃が人を死に至らしめることもありますし、その後何十年もその人を苦しめることがあります。例えば、夫婦関係では夫が、親子関係では親が、無意識に優位に立って相手に傷を負わせることが多いのです。

　繰り返される攻撃により、平和な心が次第に自信を喪失し、マイナス思考になり、小さなことも異常に気を使い、気持ちが更に沈み込み、「うつ」になる「負のスパイラル」が進行します。これは、徐々に進行したPTSDといえます。

　PTSDは、疾病としての治療が必要とされます。

近代に工夫された心理療法

　「心理療法」は、医学、心理学の分野でフロイト（Sigmund Freud　1856-1939）が考案した精神分析療法が始まりといわれています。

　「トラウマ」（trauma 古代ギリシャ語で「傷」の意）という言葉もフロイトが用いました。

　精神分析療法は、アメリカ、ヨーロッパで盛んに行われましたが、費用と時間がかかり一般に受けられないものでした。もっと安く効率的に誰でもが受けられる方法が試され、考案されてきました。

　この本に関すると思われる心理療法をいくつか挙げます。広く精神医療の場で使われた催眠療法、自律訓練法、メディカルヨガなどは気持ちを落ち着けることを主眼にしています。

　日本では、行動上の問題に焦点を当てて、不適切な反応を修正してゆく「行動療法」と、本人のものの捉え方に焦点を当て、悲観的になりやすい受け取り方を修正し、心の安定をはかってゆく「認知療法」を併せた「認知行動療法」が、現在多くの精神医療の場で行われています。

　次に説明する「EMDR」は、この本を著すきっかけともなりましたが、近年日本でも心理療法として行われるようになりました。

ＥＭＤＲ (Eye Movement Desensitization and Reprocessing 眼球運動による脱感作と再処理法)

　1989年にアメリカの心理学者フランシーヌ・シャピロが「EMDR」を考案しました。

　シャピロは、偶然眼球を素早く動かした後に、悩んでいたことがスーッと軽くなったことに気づき、脳の情報処理過程の観点からの研究を進め、1995年と2001年に『EMDR──外傷記憶を処理する心理療法』を出版しました。

　トラウマと対峙し、眼球を動かして神経細胞を刺激するこの療法は、欧米を中心にPTSD（心的外傷後ストレス障害）の治療として広がりました。特にアメリカでは、ベトナム戦争後、様々なトラウマを背負って帰還した兵士にPTSDが多発していました。兵士のトラウマを癒す治療は緊急の課題でした。

　「EMDR」の手法と特徴を要約しますと、患者さんにトラウマの原因を想起させ、これを治療対象とし、治療目標を医療者と本人で確認し合い、眼球運動を始めるというものです。

　眼球を動かす方法は、医療者が指を2本立てて、患者の眼前を左右、上下に動かし、患者がしっかりと医療者の指を追視していることを確かめて次第にスピードを上げます。

両眼でしっかりと指の動きを追うことが重要です（Eye Movement）。

　その都度、不安の度合いが徐々に減ってきたかどうかを確かめ最初に立てた治療目標に到達し（Desensitization）、健康な心理状態が戻ってきた（Reprocessing）ことを確認したらセッションが終わります。

　２、３回のセッションで改善されることもあり、２、３年かかった例もありますが、心理療法として導入が進みました。

　人の脳は、睡眠中に目覚めている時の情報処理を行っているといわれています。眠っている時、眼球が早いスピードで動いているレム睡眠（Rapid eye movement sleep）が現れます。まだ解明はされていませんが、この時、脳の情報処理が行われていると考えられています。

　「EMDR」では、それに近い状態を治療者の指示で行ったために脳の情報処理過程のもつれが整理されて、トラウマの固まりをほぐすことになったのではないでしょうか。

　この療法は心理療法においては画期的なことでしたが万能というわけではなく、患者さんによっては困難な場合もあり、多くの課題も含まれています。

「EMDR」から「エムレム」へ

前ページで紹介した「EMDR」をさらに発展させたものが「エムレム」になります。「エムレム」を開発するまでの経緯をご紹介しましょう。

カウンセラーの真木みどりは、2007年と2009年にドイツで行われたトラウマセラピーのセミナーに参加し「EMDR」療法の認可を受けました。

早速、私のクリニックで2009年10月から主にPTSD（心的外傷後ストレス障害）のこどものための治療の一環として行い始めましたが、多くのこどもを治療しているうちに、これまでの「EMDR」では限界を感じることがありました。

まず、「EMDR」の手法にあるトラウマ体験想起をすることです。

交通事故後の恐怖に耐えられず、親にしがみつき、車が見える駐車場に行くなり、親の肩から頭へ這い上っていく子の様子を見た時。教師により性的虐待された女生徒が、「学校の建物を見るのもイヤ」「その前も通れない」と言っている様子を聞いた時。その姿はとても痛々しく、トラウマ体験想起を治療から外すことにしました。

眼球を動かすことと呼吸法によって、何回かセッションを経過した後、行動観察、および家庭での様子を聴きとっているうちに、トラウマ体験想起を抜いても十分に効果があることを確信しました。

もう1つの問題は、幼児や高齢者、精神疾患の患者さんに対して、強制的に眼を動かすやり方では本人が苦痛に感じる場合が多く、その利用に限界があるということでした。

模索している中で、シュタイナー教育のフォルメン線描のレッスンを受けていたことがヒントになりました。その時、こどもたちは静かにクレヨンの先を目で追っていました。

　「EMDRの補助にフォルメン線描のもっとも基礎的な形を利用したら小さなこどもでも集中し、ちゃんと線を目で追い、楽しむことができるのではないか。自分のスピードで線を描くので、視線で追うことが失敗なくできるのではないか」と、思いついたのです。そして、「EMDR」の補助としてフォルメン線描の導入がはじまりました。

　フォルメン線描は、線を引くことで、その線に沿って眼球が柔軟に、しかも苦痛を感じずに無意識に移動するため、どんな条件下でも応用できるメリットがあります。眼球運動を強制される苦痛を感じることなく、ひたすら8の字を描き進めていくうちに、患者さんたちの心に押し込まれたストレスが次第に解放されていきました。

　次に着目したのは呼吸です。

　患者さんの多くは、呼吸が浅くなっています。昔から、禅、ヨガ等、コントロールされた呼吸には鎮静作用があることが知られ、利用されてきました。

　近年では、催眠療法、自立訓練法などの有用な手法があります。

　前章で詳しく説明しましたが、患者さんが無理なくできる腹式呼吸をいろいろ工夫しているうちに「イメージ呼吸」に進化しました。

「おへその下に両手を当てて」
　　　「澄んだきれいな空気をもらいましょう」
　　　　　　　イメージしながら息を吸います。
「両手の下に一番大切なものを置いて」
　　　　　大切なものを思い出しながら息を止めます。
「いやなこと怖いことを澄んだ空気で洗い流しましょう」
　　　　　　　ゆっくり息を吐き出します。

　本人の心の中にある、「大切なもの」を思い浮かべることは、恐怖から解放させる重要な支えになります。これまで患者さんの「大切なもの」は「神さま、太陽、両親、好きな本、ぬいぐるみ」、等々であったりしました。このように、イメージを入れて集中させることで、無意識に深い呼吸を繰り返すことができます。

　前述のように従来の「EMDR」では、恐怖の度合いをその都度聞き取ったりしますが、当初、患者さんから激しく拒否されました。

　そこで私たちは恐怖を思い起こさせるのではなく、優しく包みこむような安心感の中で自然に語りだすのを待つことにしました。

　すると、このイメージによる呼吸によって次第に混乱した思考が整理され、患者さんたちは自然に恐怖の出来事を話し始めました。

この後に、本人が望めば、外遊びに参加して、ワクワク体験をします。

ここでセッションは終わり、次の予約をして帰ります。

「困りごとがなくなったようです」とか「笑顔が出てきました」となった時に「卒業」の相談ができます。

「卒業」近くなるとフォルメン線描に遊びが入り、まんがを登場させたりします。そして「早く外にいきたい」と要求します。こどもの大切な「仕事」である遊び、ワクワクする体験も、治療の一環として重要な役割を示します。

ここでクリニックからの「卒業」です。

患者さんの苦痛をやわらげるためにトラウマ想起を避け、眼球を円滑に動かすための補助として「フォルメン線描」をし、無理なく深い呼吸ができるように工夫した「イメージ呼吸」を考案しました。この２つを組み合わせた新たなトラウマ治療法は、こうした実践を通して生まれました。

「眼球運動と呼吸による心の解放：Mental Release by Eye Movement and Breathing」
「エムレム」(M-REMB) です。

「エムレム」は、真木太一氏（九州大学名誉教授・大気環境学者）が命名してくださいました。

シュタイナー教育とフォルメン線描

　フォルメン線描は、ルドルフ・シュタイナー（1861-1925オーストリア生）によりシュタイナー教育の一環として編み出されました。

　シュタイナーは、教育を芸術として捉えた教育芸術や幼児教育をはじめ、医療・農業の分野でも功績を残しています。文豪でもあるゲーテの『色彩論』を深く研究し、シュタナー教育の色彩学の原点となりました。

　シュタイナー学校（ヴァルドルフ学校1919年ドイツに設立）は、こどもの心身の発達段階に応じた教育によって、感情や意志が調和のとれた人間に成長することを目的としていて、小・中・高の一貫教育を基本としています。その教育は世界各国に広がりました（現在1000校以上）。

　日本では、1975年に子安美知子が、わが子のシュタイナー学校での体験を綴った『ミュンヘンの小学生』を出版、紹介しました。

　シュタイナー学校は点数評価をしない教育機関として一般の人々にも関心をもたれたことが、広がりのきっかけとなりました。現在では、37の幼児施設と7校の全日制の学校が運営されています。

　映画にもなった『モモ』の作者ミヒャエル・エンデもシュタイナー学校に在籍していました。後に、子安美知子とエンデの対談が『エンデと語る』と題する対談集として出版され、シュタイナーの思想と自身の著作について語っています。

　シュタイナー教育を基本とした三原色による水彩画とパステル画の講座は、私たちのクリニックのデイケアの絵画講座として30年近く続きました。

その中で、時折「フォルメン線描」を楽しむことがありました。

集中できる面白さを主とした直線や曲線を描く講座は人気でした。

シュタイナーは、「フォルメン線描」を小学校1年生の授業で学ぶこととして、こう述べています。

> 「こどもたちが、それぞれのフォルムを心の中で感じ、体験し、目で見て、自分のからだを動かし、実際に描いていく。そして、色とりどりの光輝くフォルメンをエポックノートや紙の上に描くことによって、内面的な体験をも得ることができる。こうしてジグザグや直線や緩やかな曲線の印象を感じることによって、こどもの感情が動き、意思や感情、思考力が営まれ、自分の心がフォルメン線描とひとつになる」

（ヘルムート・ケラー著『人間を育てる』鳥山雅代 訳）

この線描を、よりシンプルに、直線から波線、そして点から花への曲線が、小菅昌子氏により工夫され、2003年に『時を描く線　A Line Drawing The Time』として出版されました。

この本は、1本の線で描かれるフォルメンのリズムと呼吸、そしてなによりも、遊び心で線を描く楽しさを伝えようとしています。古代の人々が描いた文様にもつながってきます。

私たちはこれらを参考に「エムレム」へ応用しました。

あとがき

　茨城県牛久市に「神経科クリニックこどもの園」を開設して30年経ちました。「エムレム」を初めて発表したのは、2014年精神科診療所協会の総会が地元茨城県で開催された時のことです。

　当番県の一員として発表した「エムレム」が皆さんの関心を集め、2016年の原田誠一編集『外来精神科シリーズ　メンタルクリニックでの主要な精神疾患への対応』に「EMDRの変法としてのイメージ呼吸を組み合わせた簡易精神療法について」の題名で論文を掲載していただきました。

　その後2017年に茨城県精神科集談会で発表し、2018年には『フォルメン線描──こどもに対してEMDR施行時　眼球運動の効果を上げる手法』を出版しました。2019年に真木みどりが『PTSDに有効な治療としてのEMDR変法と野外遊びの組み合わせ』を日本精神科診療所協会総会で発表しました。

　先に出版したこれらの研究冊子を読んだ方々から「もっとわかりやすいものを」と要望されました。そこで誰にでも利用できるものを、そして患者さんが早く苦しみから解放されるように願いをこめてこの本を書き始めました。

　自然災害はこの瞬間にも起こり得るのです。命を守る手立てを、自治体でも取り組んでいますが、私たちも自分で命を守る工夫をしておかなければなりません。避難食、避難経路の確認はしていますね。ところで心の被災の準備は？　実は心の医療は後手後手に回っています。

　この本を読まれた方は、災害に直面した時、強烈なトラウマに負けないように「エムレム」で自衛してください。

こどもたちに、身近な人々に「エムレム」を伝えてあげてください。

　きっと恐怖や悲しみで冷たく固まっている被災者の心がほぐれて開かれてくると思います。

　本書でご紹介したこどもたちのように、色とりどりの線を200回、500回と重ねて描いているうちに、どこか心が開けてきて、動き出すきっかけがきっと見つかります。鉛筆だけでも十分に効果があります。何もなければ、地面に棒で描くこともできます。

　人は、光があれば　望みがあれば　何とか生きていくことができます。「∞」は、無限大の可能性を含んでいます。

　ここに紹介した症例は、ご家族の承諾を得て、できる限り人物を特定できないように配慮しました。ご理解とご協力に感謝いたします。

　この本に掲載したこどもたちの線描画はすべて真木みどりが根気よく対応して取りまとめ保管した作品です。治療の前、恐怖で固まっていたこどもが１時間もすると別人のようにニコニコして出てくる、という魔法のような力を持ったスタッフです。彼女のこどもに対する愛と根気に、改めて感動を覚えます。

　小菅昌子氏は、デイケアの講師として色彩遊びを教えに一時期通ってくださいました。この本を出版するに当たり、線描にかかわる説明文を新たに書き加えてくださいました。お二人の協力に感謝いたします。

　待ちに待った本書の出版を実現させてくださった現代書館の菊地泰博氏、山田亜紀子氏、雨宮由李子氏に感謝いたします。

神経科クリニックこどもの園　院長　　田上洋子

参考文献

▶『EMDR——外傷記憶を処理する心理療法(Eye Movement Desensitization and Reprocessing)』Francine Shapiro 著、市井雅哉 監訳(二瓶社、2004年)

▶『外来精神科診療シリーズ　パートⅡ　メンタルクリニックでの主要な精神疾患への対応(2)』森山成栂、原田誠一 編集(中山書店、2016年)

▶『時を描く線　A Line Drawing The Time』小菅昌子 著(アトリエルピナス、2003年)

▶『フォルメン線描—こどもに対してEMDR施行時眼球運動の効果を上げる手法』田中麗香、真木みどり、田上洋子 共著(秋田精巧堂、2018年)

▶『人間を育てる』ヘルムート・ケラー 著、鳥山雅代 訳(トランスビュー、2003年)

▶『リトルブッダ』葉祥明 作・絵(佼成出版社、1996年)

▶『ミュンヘンの小学生——娘が学んだシュタイナー学校』子安美知子 著(中公新書、1965年)

▶『色彩論』ヨハン・ヴォルフガング・フォン・ゲーテ 著、木村直司 訳(ちくま学芸文庫、2001年)

▶『エンデと語る——作品・半生・世界観』子安美知子 著(朝日選書、1986年)

▶『モモ』ミヒャエル・エンデ 作、大島かおり 訳(岩波少年文庫、2005年)

著者紹介

田上洋子 （たのうえ・ようこ）

1938年生まれ。
1966年東京医科歯科大学卒　精神神経科。
1973年米国ロードアイランド州ブラッドレイ病院にて、行動療法の研修を積む。
1978年茨城県湯原病院勤務。
1990年「神経科クリニックこどもの園」開院　現在に至る。
著書に『自閉症スペクトラム』共著（金剛出版、1997年）、『親と子が語り継ぐ満州の「8月15日」』編集（芙蓉書房出版、2008年）、「EMDRの変法としてのイメージ呼吸を組み合わせた簡易精神療法について」『外来精神科診療シリーズ　パートⅡ　メンタルクリニックでの主要な精神疾患への対応(2)』共著（中山書店、2016年）、『フォルメン線描』共著（秋田精巧堂、2018年）がある。

トラウマからの解放

フォルメン線描とイメージ呼吸

2020年7月20日　第1版第1刷発行
2022年9月10日　第1版第2刷発行

こちらのQRコードより、付録をダウンロードいただけます。

著　者	田上洋子
発行者	菊地泰博
発行所	株式会社 現代書館
	〒102-0072　東京都千代田区飯田橋3-2-5
	電話　03(3221)1321
	FAX　03(3262)5906
	振替　00120-3-83725
ブックデザイン	奥冨佳津枝
印　刷	平河工業社(本文・表紙)　東光印刷所(カバー)
製　本	新寿堂
協　力	真木みどり　アトリエルピナス：小菅昌子　小田哲也

ISBN 978-4-7684-5882-2　©2020 TANOUE Yoko　Printed in Japan
http://www.gendaishokan.co.jp/
定価はカバーに表示してあります。落丁本・乱丁本はお取り替えいたします。